HISTOIRES

DE REVENANTS

Par le Dʳ **L. HAMON**, de Fresnay (Sarthe).

(Extrait de l'*Abeille médicale*).

1854

HISTOIRES

DE

REVENANTS

Par le Dʳ **L. HAMON**, de Fresnay (Sarthe).

Histoires de revenants ! Voilà, certes, un titre assez fait pour surprendre les lecteurs, eu égard, et au grave caractère de cette scientifique revue, et au côté éminemment pratique des travaux antérieurs de l'auteur de cet article. Or, rassurez-vous, hommes censés et réfléchis, qui cherchez, justement, à repaître votre esprit d'aliments substantiels et de bon aloi, *pabulum mentis*, que vous fournissent si amplement les colonnes de ce recueil hospitalier. Chacun connaît sa voie : nous savons, pour notre compte, la mesure de nos forces, *scimus quid ferre recusent humeri*. Notre stylet, peu flexible ne saurait émailler de fleurs les produits trop sérieux d'une imagination aux tendances éminemment positives et pratiques. A d'autres, donc, les charmes d'un élégant badinage; à des esprits plus subtils, le don de produire, *tenui calamo*, ces aimables futilités, qui font les délices des enfants de tout âge. Laissons à de plus heureusement doués, à ce point de vue, le soin de relever la plume fantastique de l'auteur inconnu des *Mille et une Nuits*, de Perrault, de Mme de Beaumont, de Mme Th. Midy, d'Hoffmann, etc. Pour nous, modeste pionnier de la science, ne cessons pas d'être fidèle à notre devise, et de nous consacrer exclusivement à son culte, en émoussant pour lui (*pro aris et focis*), la pointe inoffensive du bifide airain.

Donc, il ne s'agit pas, ici, de fournir en pâture, aux esprits fatigués et défaillants, quelque bonne et fantasque histoire, pour les tirer de l'état de torpeur et de défaillance dans lequel ils peuvent se trouver momentanément plongés. Les choses que nous avons l'intention de leur raconter sont bien autrement sérieuses que toutes ces visions de la fantasmagorie. Nous nous proposons, il est vrai, de faire paraître des revenants sur la scène : mais il est des revenants de plus d'une sorte. Il en est de vrais et de faux. Or, il va de soi-même que ces derniers n'ont rien de commun avec notre sujet. Quant aux premiers, c'est autre chose. Nous établirons même dans nos ressuscités deux catégories, suivant que, pour eux, se seront réellement ouvertes les portes du noir tombeau, ou qu'ils n'auront fait que s'approcher du bord du gouffre béant du Tartare.

Mais je crains que mes lecteurs, à bout de patience, ne m'accusent, enfin, de tenter quelque méchante parodie de l'antique Sphynx. S'ils n'ont pas, ainsi qu'Œdipe, le don de deviner les énigmes, j'ai bien moins encore, moi-même, celui de les poser. Je demande, en conséquence, pardon d'un exorde un peu trop en rapport, peut-être, avec la lettre du titre de ce travail, et quittant tout langage figuré, j'entre enfin sérieusement, et de plain-pied, dans le grave sujet dont je désire entretenir quelques instants mes lecteurs.

L'organisme est plein de mystères que ne parviendra jamais à scruter la science humaine. Il semblerait que Dieu, par le seul problème de la condition de la vie, jeté comme un défi aux méditations des philosophes de tous les âges, ait voulu pénétrer de son intimité, celui qui n'a pas craint de se poser pompeusement comme le roi de la création.

Toujours est-il que l'étroite barrière qui marque les limites extrêmes de l'existence n'est pas aussi facile à distinguer que veut bien l'admettre le vulgaire. Combien de fois les hommes les plus instruits dans la science de la vie, n'ont-ils pas été, eux-mêmes les premiers, à même de se convaincre, à ce point de vue encore, de l'imperfection, de la stérilité des connaissances humaines ? combien de fois, en effet, l'événement n'est-il pas venu prouver que c'était très à tort que l'on avait pu considérer comme fatalement rompu le fil d'une existence qui, en réalité, ne se trouvait que momentanément enchaînée ?

Quel est l'homme, assez profondément versé dans la connaissance des mystères de notre organisme, qui, aujourd'hui encore, ose se flatter de connaître exactement la limite des forces dont ce dernier peut quelquefois disposer pour résister aux chances de destruction dont il se sent menacé ? Ne voit-on pas journellement les princes mêmes de la science vouer à une mort certaine des malades qui, contre toute attente, ont le bonheur d'en rappeler victorieusement de cet arrêt fatal ?

Il devient aisé, d'après cela, de comprendre le sens propre du mot qui figure en tête de cet article. Il ne saurait être question de sujets qui ont succombé sous le coup de la mort réelle. Nous ne sommes plus au temps des miracles; et, bien qu'il ne tienne qu'à Dieu de reproduire, sous les yeux des plus incrédules, de nouvelles résurrections de Lazare, les véritables morts sont bien privés du souffle vital, et ne sauraient *revenir* sur la terre. Ce sont les *pseudo-morts* qui, seuls, sont de nature à fournir le contingent des *ressuscités* dont nous voulons parler; contingent d'ailleurs beaucoup plus nombreux que ne pourrait le croire quiconque ne s'est point occupé d'un sujet si palpitant d'intérêt.

Je me propose aujourd'hui de rappeler quelques unes de ces véritables résurrections dont l'histoire nous a été conservée par des auteurs recommandables, ou qui se sont passées, soit sous mes yeux, soit sous ceux de personnes dignes de foi.

Pour mettre un peu d'ordre dans cet exposé, je rangerai les faits dans deux catégories. Dans la première, je parlerai des sujets qui sont revenus à l'existence après avoir perdu, en apparence, tous les attributs de la vie. Dans la seconde, je ferai entrer les malades qui, après avoir été jugés comme fatalement voués à la mort, ont été assez heureux pour avoir raison d'un arrêt qui, par bonheur, n'est pas toujours sans appel.

Que le lecteur, du reste, ne croie pas que le but que je me propose, en traçant ces lignes, consiste uniquement à faire passer sous ses yeux quelques histoires plus ou moins dignes de fixer l'attention du vulgaire. Ce travail a une portée beaucoup plus philosophique. Je désire prouver, par des faits bien authentiques, que, dans l'océan si orageux de la pratique, l'homme de l'art ne doit jamais se laisser aller à un sentiment de défaillance dont les plus forts même ont souvent peine à se défendre. Pour se montrer véritablement à la hauteur de l'important mandat qui lui est confié, il doit lutter contre les éléments de destruction qu'il a mission de combattre, avec une persévérance et une ténacité inébranlables; car, il ne doit jamais l'oublier : les ressources de notre organisme sont immenses. Aussi, alors même que tout semble perdu, elles peuvent encore souvent être assez puissantes pour devenir, à elles seules, un moyen de salut. Pour donner à ce travail un caractère vraiment pratique, j'aurai soin de faire suivre chaque fait, lorsqu'il y aura lieu, de quelques considérations tendant à en faire mieux saisir la portée.

PREMIÈRE SÉRIE DE FAITS.

Résurrection des morts-vivants.

Les cas de mort apparente, consignés dans les divers recueils, sont si nombreux, qu'ils pourraient, une fois réunis, former la matière de plusieurs volumes. Que serait-ce donc, s'il était donné d'enregistrer toutes les existences que la terre a étouffées dans son sein? Je n'augmenterai pas, en pure perte, l'étendue de ce travail par la stérile énumération des faits analogues consignés dans les auteurs, et dont bon nombre, d'ailleurs, ne présentent pas toutes les garanties de notoriété désirables.

Est-il permis, par exemple, de ranger dans la catégorie des ressuscités l'empereur Zénon, que sa femme Ariadne, profitant d'un état trop fréquent d'ivresse comateuse, fit descendre vivant au tombeau?

Parlerai-je du docteur Jean Scott, dont la mort n'a été réputée qu'apparente, par ce seul fait, que son cadavre a été trouvé retourné dans sa bière?

Appellerai-je le cas apocryphe de ce gentilhomme espagnol anatomisé soi-disant de son vivant, par le malheureux André Vésale?

Parlerai-je enfin de l'infortuné abbé Prévost, le tendre auteur de Manon Lescaut et de Cléveland, qui, trouvé en un état de mort apparente dans la forêt de Chantilli, ne retrouva quelques lueurs de vie que sous le scalpel de l'anatomiste?

Les faits de cette nature pullulent dans les divers recueils, mais leur stérile énumération se trouverait d'autant plus déplacée ici, que le plus grand nombre d'entre eux ne constituent point, à proprement parler, de réelles résurrections. Or, j'ai promis au lecteur de ne mettre en scène que de véritables *revenants*. Pour faire passer, sous ses yeux, la galerie de ressuscités le plus luxueusement composée, il ne me resterait, même après une large élimination, que l'embarras du choix. Au milieu de tant de richesses, bien faites, hélas! pour attrister profondément l'esprit, je choisirai, presque au hasard, les faits qui me paraissent le plus propres à intéresser.

Premier revenant. — Jean Rodrigues, beaucoup plus connu sous le nom d'Amatus Lusitanus, a raconté l'histoire d'une fille de Ferrare, que tout le monde crut morte d'une attaque d'apoplexie. Sa mère, qui l'aimait tendrement, ne voulut pas qu'on lui donnât si tôt la sépulture, et sa tendresse fut récompensée par le retour à la vie de la malade au troisième jour de la mort apparente (1).

Un autre fait, à peu près semblable, est rapporté par son compatriote et coréligionnaire, Zacutus Lusitanus.

Deuxième revenant. — J'emprunterai à l'intérressant ouvrage

____

(1) Ditcion. méd. des sc. t. XXV, p. 180

de M. Munaret (1), un fait non moins curieux, extrait du mémoire bien connu (sur les signes incertains de la mort) de Julia de Fontenelle.

« M. Rousseau, de Rouen, avait épousé une femme de 14 ans, qu'il laissa en parfaite santé, pour faire un petit voyage à quatre lieues de la ville. Le troisième jour de son voyage, on vint lui annoncer que, s'il ne part promptement, il trouvera sa femme enterrée. En arrivant chez lui, il la voit exposée sur la porte, et le clergé près de l'enterrer. Tout entier à son désespoir, il fait porter la bière dans sa chambre, la fait déclouer, place la défunte dans son lit, lui fait faire vingt-cinq scarifications par un chirurgien ; à la vingt-sixième, plus douloureuse sans doute que les autres, la défunte s'écrie : « *Ah! que vous me faites mal!* » On s'empresse de lui prodiguer les secours de l'art. Cette femme a eu, depuis, vingt-six enfants. »

La plus déplorable des méprises eût, certes, encore été plus lamentable à l'endroit d'une femme douée de si remarquables vertus prolifiques, et prenant si à la lettre le fameux précepte de l'Éternel : « *Crescite et multiplicamini, et replete terram.* »

Troisième revenant. — Certaines organisations ont le rare privilége de résister au delà de toute croyance aux causes de destructions auxquelles elles sont exposées. Je n'en citerai pour exemple que le fait suivant, à tout jamais mémorable, que j'emprunte au dictionnaire des sciences médicales (tome XXV, p. 184).

« François de Civille, gentilhomme normand, était capitaine d'une compagnie de cent hommes dans la ville de Rouen, lorsque cette place fut assiégée par Charles IX. Il fut blessé à mort à la fin d'un assaut. Étant sauté d'un rempart dans le fossé, quelques pionniers le dépouillèrent de ses vêtements, le mirent dans une fosse, avec un autre corps, et le couvrirent d'un peu de terre. Il resta dans cet état depuis onze heures du matin jusqu'à six heures et demie du soir, heure à laquelle il fut déterré par son valet. Ce fidèle domestique, en l'exhumant, sentit quelques signes de vie, et le porta dans sa maison. Civille, pendant cinq jours et cinq nuits, ne parla et ne remua point ; il ne donnait aucun signe de sentiment ; mais son corps était aussi brûlant qu'il avait été froid dans la fosse. La ville fut prise d'assaut ; les valets d'un officier de l'armée victorieuse, qui devait loger dans la maison où était Civille, le jetèrent d'abord dans une chambre de derrière, et enfin le précipitèrent par la fenêtre. Il tomba heureusement sur un amas de fumier, et y resta trois fois vingt-quatre heures en chemise. Au bout de ce temps, il fut

(1) **Du médecin des villes et des campagnes** p. 434

recueilli par un de ses parents, et revint parfaitement à la vie.

Civille avait été retiré vivant du sein de sa mère, qui avait succombé pendant le travail, et en mémoire de ces étranges aventures, il se qualifiait, dans ses actes, de trois fois mort, trois fois enterré, trois fois ressuscité, par la grâce de Dieu. »

Certes le brave gentilhomme normand peut être considéré comme un revenant de la plus intéressante espèce. Mais il suffirait de compulser les annales de la science pour y rencontrer la relation de bon nombre de résurrections non moins extraordinaires. Voici, par exemple, une observation de Rigaudeaux, qui nous fournit un contingent de deux revenants pour un.

Quatrième et cinquième revenants. — Ce chirurgien fut appelé aux environs de Douai (en 1745) pour accoucher une femme, auprès de laquelle il ne put arriver qu'après un intervalle de trois heures et demie. A son arrivée on lui dit que la malade avait cessé de vivre depuis deux heures. Rigaudeaux, trouvant suspecte une mort si inopinée, fait ôter du suaire la défunte, pour l'examiner avec la plus grande attention. Les plus minutieuses recherches ne lui fournissent que des résultats négatifs. L'idée lui vient d'examiner l'utérus. Il trouve l'orifice cervical très-dilaté, et la poche des eaux formée. Il déchire cette dernière, va à la recherche des pieds de l'enfant, qu'il extrait avec assez de facilité. Bien qu'il paraisse inanimé, l'accoucheur le remet entre les mains de plusieurs femmes présentes, les engageant à tenter de le réchauffer. Fatiguées d'un travail de trois heures, en apparence inutile, elles se disposent à l'ensevelir, quand l'une d'elles s'écrie qu'elle l'a vu ouvrir la bouche : elles redoublent d'efforts, et ce véritable enfant du miracle est rappelé à la vie.

Cependant Rigaudeaux, animé d'un zèle au-dessus de tout éloge, veut visiter une seconde fois la mère, que l'on avait de nouveau ensevelie, et même *bouchée*. Après un nouvel examen attentif, il ne trouve encore en elle aucun signe de vie. Une seule chose l'étonne, c'est la flexibilité des membres, sept heures après la mort. Il repart pour Douai, recommandation expresse faite aux assistants de ne procéder à l'inhumation que lorsque se sera produite la rigidité cadavérique. Il prescrit en même temps de mettre en œuvre, avec la plus grande persévérance, les divers moyens d'excitation, conseillés en pareils cas pour rappeler à la vie les sujets dont la mort ne paraît pas bien réelle. Après deux heures de soins, la défunte était ressuscitée.

Sixième revenant. — Voici une histoire dont je garantis l'authenticité, car je la tiens de la bouche de ma mère, qui en a été témoin. Le fait s'est passé à Saint-Servan, il peut y avoir de cela une cinquantaine d'années.

Cétait, à cette époque, une femme Radoux, qui était blanchisseuse de ma famille maternelle. Sa fille Marie, âgée de 15 ans, vint à tomber malade. Comme ses parents étaient pauvres, on la fit entrer à l'hôpital, où elle ne tarda pas à être réputée morte.

Dans ce pays, les morts appartenant aux classes nécessiteuses sont inhumés avec assez peu de cérémonie. Les frais d'une mauvaise bière sont estimés parfaitement inutiles. On se contente de les coudre, ou plutôt de les emballer dans un méchant morceau de toile grossière, dite serpillière. C'est bien assez somptueux, vraiment, pour d'aussi misérables restes !

Bref, Marie Radoux, dûment cousue dans ladite serpillière, fut portée au cimetière, et descendue au fond de sa fosse. Or, voilà que les premières pelletées de terre n'étaient pas plus tôt jetées sur le corps, qu'un cri plaintif semble sortir des entrailles de la terre. Les plus pusillanimes d'entre les assistants reculent épouvantés. Quelques personnes, à la fois plus résolues et sensées, s'empressent autour de la fosse. On en retire le soi-disant cadavre qui, après une courte excursion, dans le ténébreux empire des morts, ne tarda pas à reprendre son rang dans le royaume des vivants. A telle enseigne que, de longues années encore, Marie Radoux a continué à être la blanchisseuse de ma famille. Depuis bien longtemps nous l'avons perdue de vue ; mais peut-être vit-elle encore ?

La moralité de cette véridique histoire, la voici : C'est quelquefois bien à tort que l'on se plaint de la rigueur du sort. Dans une position de fortune plus prospère, Marie Radoux eût joui des suprêmes honneurs de la bierre et les eût payés de sa vie. Combien d'autres, ainsi qu'elle, ont eu lieu de bénir l'heureuse étoile qui les avait fait naître dans une position précaire, qui, beaucoup plus souvent qu'on ne le pense, est la sauvegarde du pauvre !

Septième revenant. — Puisque j'en suis aux faits de ma notoriété, je citerai encore le suivant, que je tiens de la personne même dont il s'agit.

M. M..., mon propre voisin, est un aimable vieillard de soixante-huit ans. Il aime à raconter que, à l'âge de sept ans, il fut attaqué d'une grave maladie, à la suite de laquelle il fut réputé mort. En conséquence, non-seulement son trépassement fut annoncé aux fidèles au son de la cloche de la paroisse, mais encore la pioche du fossoyeur lui prépara sa dernière demeure. Il ne dut la vie qu'à l'heureuse idée d'une vieille garde-morts qui, pour constater la réalité du décès, approcha de ses lèvres une glace qui fut ternie par son haleine.

Mais, assez de ces histoires beaucoup plus faites pour défrayer les colonnes des nouvelles diverses des journaux que pour fixer sérieusement l'attention des esprits sérieux auxquels je m'adresse en ce moment. Ils pourraient bien, en effet, faire assez peu de cas des perles que je sers en pâture à leur esprit, et me répéter, avec le coq de la fable :

Mais le moindre grain de mil
Ferait bien mieux notre affaire.

Passant donc à un autre ordre de faits, je vais leur rappeler deux histoires de revenants dont l'authenticité se trouve suffisamment garantie par l'autorité des auteurs qui nous en ont légué le souvenir. Celles-là, du moins, se recommandent par le haut enseignement pratique qui en découle.

Huitième et neuvième revenants. — On lit à la page 453 de l'ouvrage cité de M. Munaret :

« Péchlin rapporte qu'un jardinier, en Suède, resta seize heures dans l'eau, à une profondeur très-considérable et sous la glace ; des secours bien entendus et persévérants le rendirent à la vie.

« Peitry, Willis, Bathurst et Clark ressuscitent, par leurs soins, Anne Green, qui fut exécutée à Oxford, en 1750, et qui était déjà dans son cercueil, après avoir été pendue. »

Voilà deux faits qui portent en eux le plus haut enseignement. Dans tous les cas possibles d'asphyxie, nous sommes loin, tous tant que nous sommes, d'apporter dans les secours que nous sommes appelés à donner à la victime, toute la somme de persévérance et de ténacité que les circonstances peuvent rendre nécessaire. La plupart du temps, il faut bien le reconnaître, nous ne semblons agir que pour l'acquit de notre conscience. Trop tôt convaincus que le principe animateur s'est retiré de cette enveloppe inanimée, nous ne tardons pas à nous retirer, laissant après nous, sans doute en vue de procéder à une honorable retraite, quelques prescriptions de circonstance, dont l'exécution, le plus ordinairement, est commise aux soins des personnes les plus étrangères à notre art.

Eh bien ! que les exemples qui précèdent nous servent à tous de leçon et nous rappellent que nous avons le très-grand tort de perdre beaucoup trop tôt courage. Ne les mettons pas en oubli, et peut-être l'un de nous, se les rappelant fort à propos, sera-t-il assez heureux pour renouer le fil à tout jamais rompu, en apparence, de quelque précieuse existence !

Car, ne l'oublions pas, à part le phénomène de la putréfaction cadavérique, il n'existe point de signe positif de la mort réelle, à moins que ce ne soit celui que mon honorable collègue de la société médico-pratique de Paris, M. le docteur Plouviez, a signalé à l'attention, il y a quelques années. Je veux parler de l'acupuncture du cœur.

Comme cet organe, *primum vivens*, est aussi l'*ultimum moriens*, il était légitime de penser que ses battements devaient déceler les dernières étincelles de la vie. C'est, en effet, ce qui a lieu. Aussi, alors que tous les signes extérieurs semblent annoncer que l'âme s'est séparée de sa périssable enveloppe ; alors que la respiration paraît éteinte, que les mouvements du cœur ont cessé d'être devenus perceptibles à l'oreille, il est un mode d'exploration, qui traduit encore visiblement au dehors jusqu'à ses dernières contractions fibrillaires. Ce mode, c'est l'acupuncture du cœur.

Je me rappellerai toujours un fait bien remarquable, que j'ai déjà consigné ailleurs (1) et qui prouve la haute importance de la découverte de M. Plouviez, que, malheureusement, on n'a point encore su jusqu'ici apprécier à sa juste valeur.

Un homme tombe sidéré par une maladie de cœur. J'arrive auprès de lui une demi-heure après sa mort. Je lui enfonce dans le cœur une aiguille à acupuncture. Eh bien ! durant quelques minutes, tous les assistants ont pu constater des oscillations, qui mettaient hors de doute que tout n'était pas mort chez cet être en apparence inanimé, puisque l'organe central de la circulation se contractait encore.

Conséquence pratique de tous ces faits :

En présence d'un cas présumé de mort, quelle qu'en ait pu d'ailleurs être la cause, ce n'est ni à l'épreuve du miroir, ni aux épreuves chirurgicales qu'il faut s'en tenir, puisque des faits nombreux témoignent suffisamment de leur impuissance. Avant de perdre l'espoir de rappeler le sujet à la vie, avant de le plonger à jamais dans les entrailles de la terre, il est encore et surtout un mode précieux d'investigation à utiliser, c'est l'acupuncture du cœur. A en juger par les expériences de mon habile collègue, à en conclure de ce que j'ai de mes yeux vu, il y a en effet bien des chances que le mode d'exploration de M. Plouviez ait, pour son propre compte, l'heureuse fortune de fournir un respectable contingent à la galerie, aux rangs déjà si compactes, des ressuscités.

Si je ne craignais d'abuser de la bienveillante attention de mes lecteurs, j'aurais une bien autre chaîne de revenants à faire passer sous leurs yeux. Je pourrais, par exemple, leur rapporter l'histoire du pestiféré de Rome, de Zacchias ; celles des dames de Cologne, de Massieu ; de Mme Mernache, de Poitiers ; de milady Roussel; celle de l'illustre Winslow, deux fois condamné par la Faculté à recevoir, de son vivant, les honneurs funèbres, etc., etc. Mais ce serait, en vérité, user de l'aimable hospitalité de ce recueil, sans aucun profit pour l'instruction de

(1) Quelques considérations sur la mort apparente, *Abeille méd.*, 1862.

mes confrères, qui ont bien autre chose à faire que de passer leur temps à la lecture de semblables facéties. Je préfère renvoyer ceux d'entre eux qui pourraient trouver du goût à se repaître de ces émouvants récits aux ouvrages de Bruhier, de Louis, de Menghin, de Bacon, de Baronius, du R. P. Calmet, de Simon Goulard, de Julia de Fontenelle, etc., etc. En voilà donc assez sur cette première catégorie de revenants ; arrivons maintenant à la seconde, qui mérite bien aussi d'arrêter quelques instants notre attention.

DEUXIÈME SÉRIE DE FAITS.

Résurrection des mourants.

Si l'histoire authentique des revenants de la première catégorie peut fournir la matière de plusieurs *in-octavo*, il faudrait un nombre illimité d'*in-folio* pour enregistrer celle des sujets qui sont revenus à la vie, après avoir déjà mis un pied dans l'abîme sans fond du sépulcre ! La terre est, à ce point, peuplée de ces véritables ressuscités, que cet intéressant chapitre suffirait à lui seul pour défrayer, plusieurs jours durant, l'intarissable faconde d'une vieille femme !

En est-il un seul parmi nous dont ces apparitions ne viennent, plusieurs fois chaque jour, attrister ou réjouir le cœur, suivant qu'elles nous rappellent une amère déception ou un succès plus ou moins légitime, mais qui n'en a pas moins constitué une pierre nouvelle ajoutée à l'édifice de notre réputation ?

Car il est impossible que nous nous puissions faire la moindre illusion sur ce point. Nos oracles ne sont guère plus certains que ceux des antiques augures : sur vingt maladies, prises à leur début, combien de fois nous est-il donné de déduire sûrement *a priori* cette véritable x algébrique, que l'on appelle *le pronostic ?*

Que des infirmes, de la force de l'humble auteur de cet article, comme le sage, commettent par jour leurs *sep péchés de pronostic*, passe encore. Tout pauvre mortel ne saurait se flatter

D'avoir reçu du ciel l'influence secrète.

Mais, hélas ! misère et détresse insondables... les êtres les plus favorisés de la divinité sont-ils donc eux-mêmes à l'abri de ces sortes de mécomptes ? Malgré toute la somme d'érudition dont de longues veilles ont pu les pourvoir, nonobstant l'expérience consommée, fruit de la pratique la plus étendue, il n'est que trop certain que, à ce point de vue, eux aussi en sont réduits à l'humble aveu du sage !...

C'est que, malgré les brillantes conquêtes dont s'est enrichie la science dans les temps modernes, l'art du pronostic est resté fort en arrière. Aussi, est-ce là un écueil contre lequel viennent trop souvent se briser les nautonniers les plus expérimentés.

Si les données de la science étaient plus positives, au point de vue qui nous occupe, il nous serait possible, une maladie étant donnée, de prédire, et son évolution ultérieure, et la durée de son cours, et sa solution finale, avec le même degré de certitude qui nous permet de la décomposer en ses divers éléments, et de donner à leur ensemble une étiquette de convention qui sufit pour la caractériser. Malheureusement, elles ne sont que trop vraies ces graves paroles du père de la médecine : *Expe-rientia fallax, Judicium difficile.* Aussi, ce que nous avons de mieux à faire, tous autant que nous sommes, pour sauvegarder notre réputation, dans les cas épineux, c'est d'être fort réservés dans nos paroles, et de nous réfugier sagement derrière le prudent *videbitur infra.* Qu'on se pénètre bien de cette vérité que, en fait de maladies, on ne saurait jamais mettre trop de réserve dans ses paroles. Les plus grands désagréments qui nous arrivent, dans l'exercice de notre ministère, viennent presque constamment de ce que, sûrs ou non de notre fait, nous avons eu le tort très-grand de nous trop librement prononcer.

Voici pour la morale ou, si on le préfère, pour la théorie. Arrivons actuellement à la pratique! En d'autres termes, après avoir établi que le *jugement* est tellement difficile, que les plus habiles mêmes ne sont pas à l'abri de l'erreur (*Errare humanum est*), prouvons la nécessité d'une sage réserve et d'une constance inébranlable jusqu'au dernier moment, en faisant voir de quelles puissantes ressources peut disposer la nature, quand, surtout, elle vient à être soutenue par une intelligente assistance de l'art.

Si je voulais me donner la peine de compulser les divers recueils que j'ai en ma possession, je n'aurais que l'embarras du choix pour offrir en pâture à mes lecteurs de bonnes histoires de mourants miraculeusement rappelés à la vie. Mais point n'est besoin d'un si grand nombre de faits, pour arriver au but que je me propose et que je viens, à l'instant même, de rappeler en peu de mots. Quelques exemples me suffiront. Comme

L'ennui naquit un jour de l'uniformité,

je crois bon, pour rompre la monotonie, et du style, et de la pensée, d'aller puiser à une autre source les histoires de cette seconde catégorie de mourants, que je désire faire passer sous les yeux de mes lecteurs. En conséquence, je vais, presqu'au hasard, faire quelques emprunts dans les œuvres si curieuses de notre bon Paré : singulier recueil où foisonnent confusément les conceptions les plus heureuses, les plus sages préceptes, assaisonnés des plus incroyables futilités, et, tranchons le mot, parfois même des idées les plus bouffonnes!

Dixième Revenant. — « Tous les seigneurs assiégez me prièrent de solliciter bien soigneusement, sur tous les autres hommes, Monsieur de Pienne, qui avoit été blessé sur la brèche d'un
éclat de pierre d'un coup de canon, à la temple, avec fracture et
enfoncement de l'os. On me dit que sitôt qu'il eut receu le coup,
il tomba en terre comme mort, et jeta le sang par la bouche,
par le nez et par les oreilles, avec un grand vomissement, et fut
quatorze jours sans pouvoir parler ny raisonner : aussi luy sur-
vindrent les tressaillements approchant du spasme, et eut tout
le visage enflé et fort livide. Il fut trépané à costé du muscle
temporal, sur l'os coronal. Je le pansey avec quelques autres chirurgiens, et Dieu le guarit.... (1) »

Je le pansai, et Dieu le guérit ! Admirable parole qui dépeint,
à elle seule, le sublime caractère de l'excellent Paré. *Hic totus
est homo.*

C'est ainsi qu'à chaque pas, l'illustre chirurgien Huguenot
semble heureux de trouver l'occasion de rendre un culte pieux
à la divinité.

C'est à elle qu'il ne manque jamais de faire hommage de ses
plus beaux succès. C'est encore vers elle qu'il élève son cœur,
au moment où il se voit lui-même éprouvé par la souffrance.
Ecoutez plutôt cette touchante prière qu'il adresse à Dieu, quand
un fatal accident le menace de la perte d'une jambe : « C'est
pourquoy, élevant les yeux et mon esprit au ciel, j'invoquai mon
Dieu, et le priay qu'il luy plût, par sa sainte grâce, me vouloir
assister en mon extrème nécessité » (2).

Les intolérances de l'église de Rome ont eu bien tort de tant
médire de ces pauvres Huguenots, et de colorer, surtout, du
spécieux prétexte de la religion, ces inimitiés de parti qui ont
fait couler par torrents un sang si noble et si généreux, qui
n'eût jamais dû être répandu que sur l'autel de la patrie. A quoi
tint-il que celui de l'excellent Paré ne vînt aussi grossir le flot
de celui de ses infortunés coreligionnaires ? Sans un royal appui,
pourtant, l'histoire fournissait le monstrueux exemple du meil-
leur, du plus pieux des hommes, perdant la vie sous le poignard
d'un lâche sicaire, assassinant au nom de Dieu !

Onzième Revenant. — Il s'agit, cette fois, d'un miracle opéré
par les sublimes vertus d'un cérat *écrit* par de Vigo, drogue bien
digne d'une pharmacopée galénique, puisqu'elle ne contient pas
moins de quinze substances. Pourrait-on, dès-lors, s'étonner des
merveilleuses propriétés que notre naïf auteur lui reconnaît
« de résoudre modérément, dessécher et attirer sur les porosi-

---

(1) A. Paré, Voyage de Metz, 1552.
(2) Loc. cit. p. 330.

tés l'humidité qui est sous le crâne : et par sa vertu aromatique de conforter le cerveau et l'esprit animal. » Toujours est-il que son inventeur dit s'être parfaitement trouvé de son emploi dans le cas suivant, que le bon Ambroise Paré rapporte dans les termes suivants (1).

« Et dit en avoir usé à un gentilhomme du duc d'Urbin, lequel tomba de cheval sur le pont Saint-Ange à Rome, la teste sur une pierre de marbre, et demeura en terre comme mort, et saigna par le nez, bouche et oreilles : et aussi tôt la teste luy devint fort enflée, comme aussi tout le visage, avec couleur livide, et demeura vingt jours après estre blessé, sans parler ; aussi fut-il vingt jours sans boire ny manger, excepté de la gelée fonduë et du bouillon de chapon, avec sucre et autres semblables : néanmoins fut guéry. Il est vray qu'il perdit sa mémoire, et luy demeura une balbutie, c'est-à-dire fut bègue, ne sçachant expliquer ce qu'il désiroit dire. »

Le cérat en question me paraît avoir joui, dans l'espèce, de vertus plus que problématiques. Quoi qu'il en soit, le fait que je viens de rapporter me semble assez convenablement occuper sa place dans la galerie des ressuscités dont j'ai entrepris de dérouler le tableau, pour le plus grand profit de mes lecteurs.

Suit, dans le même chapitre, l'histoire d'un jeune sonneur de cloches de la ville du Mans, qui semble, en quelque sorte, une copie de la précédente. Je crois, par conséquent, parfaitement inutile d'orner ma galerie de cette inutile figure.

Douzième Revenant. — Je vais maintenant y faire paraître une grande et historique figure, dans la personne de Monseigneur François de Lorraine, duc de Guise, lequel reçut un de ces fabuleux horions après lesquels, pour ne pas perdre la vie, il ne fallait rien moins que la constitution de fer de ces preux paladins du bon vieux temps.

« Le dit seigneur alloit tousiours aux coups face découverte, » fait remarquer le bon Ambroise ; aussi, voici ce qui advint de cette imprudence. Je laisse la parole à mon auteur (2).

« De plus, en cet endroit, je parleray de la très-grande playe que Monseigneur François de Lorraine, duc de Guise, reçut devant Boulogne, d'un coup de lance qui, au-dessous de l'œil droit déclinant vers le nez, entra et passa outre de l'autre côté, entre la nuque et l'oreille, d'une si grande violence que le fer de la lance avec une partie du bois fut rompuë, et demeura dedans, en sorte qu'il ne pust estre tiré dehors qu'à grande peine, mesme

---

(1) Livre X, chap. XXIII. La Cure de la concussion ou commotion et ébranlement du cerveau.

(2) Livre X, chap. IX, et Voyage de Boulogne, 1545 (p. 217 et 746).

avec tenailles de mareschal. Nonobstant toutefois cette grande violence, qni ne fut sans fracture d'os, nerfs, veines, artères, et autres parties rompuës et brisées par le dit coup de lance, mon dit seigneur, grâce à Dieu, fut guéri. »

Rien de plus excellemment pensé que les paroles par lesquelles termine son chapitre l'illustre chirurgien de Charles IX. Elles rendent si bien ma pensée, et répondent si heureusement à l'esprit de ce travail, que je m'empresse de les reproduire textuellement.

« Concluons donc, dit-il, qu'aucuns meurent de bien petites playes, les autres réchappent de très-grandes, mesme qui sont entièrement désespérées, tant par les médecins que par les chirurgiens. Mais telles choses se doivent quelquefois rapporter aux températures, et principalement à Dieu, qui tient la vie des hommes en sa main. »

Tant que j'ai en mains mon auteur favori, il faut que je lui emprunte une autre histoire *mémorable*, comme dit le bon Ambroise. Le fait en question, eu égard à l'événement, au moins, pourra être considéré comme un hors-d'œuvre. Mais, à tout prendre, il a une afférence assez directe avec mon objet, ainsi qu'en pourra témoigner la réflexion par laquelle l'auteur termine son récit.

Je suis bien aise d'ailleurs, pour charmer les loisirs de mes lecteurs, de leur fournir un curieux échantillon de la liberté de langage d'un autre temps, où tout naïf auteur, sans vergogne bravant l'honnêteté, n'avait nul souci de blesser le délicat tympan de ses pudibonds lecteurs.

Le fait dont il s'agit, aussi curieux par le fond que par la forme, est un épisode du voyage de l'auteur au camp de Perpignan, auquel il fut, dit-il, conduit en poste par M. de Rohan.

« Je vis une chose de grande remarque : c'est qu'un soldat donna en ma présence un coup d'halebarde sur la teste de l'un de ses compagnons, pénétrant iusques à la cavité du ventricule gauche du cerveau, sans qu'il tombast en terre. Celuy qu'il frappa disoit qu'il avoit apris qu'il l'avoit pipé au dez, et avoit tiré de luy une grande somme d'argent, et estoit coustumier de piper. L'ayant pansé, il s'en retourna tout seul en sa loge, où il y avoit pour le moins deux cents pas de distance : Ie dis à un de ses compagnons qu'il envoyast quérir un prestre pour disposer des affaires de son âme; il luy en bailla un qui l'accompagna iusques au dernier soupir. Le lendemain le malade m'envoya quérir par sa gueuse habillée en garçon, pour le panser, ce que ie ne voulus, craignant qu'il ne mourust entre mes mains. Et pour m'en défaire, ie luy dis qu'il ne falloit lever son appareil que le troisième iour, d'autant qu'il mourroit sans plus y toucher. Le troisième jour, il me vînt trouver tout chancelant en ma tente, accompagné de sa garce, et me pria affectueusement de le

panser, et me montra une bourse où il pouvoit avoir cent ou six
vingts pièces d'or, et qu'il me contenteroit à ma volonté. Pour
tout cela je ne laissois néanmoins de différer à lever son appareil, craignant qu'il ne mourust sur l'heure. Certains gentis-
hommes me prièrent de l'aller panser : ce que je fis à leur
prière, mais en le pansant, il mourut entre mes mains en convul-
sion...... J'ai récité cette histoire comme chose monstrueuse,
que le soldat ayant receu ce grand coup ne tomba en terre, et
raisonna jusqu'à la mort. »

Mais laissons là le digne Paré, avec ses drolatiques histoires,
dont quelques unes, celle du *petit Breton fessu* (1), par exemple, atteignent le sublime du genre, et revenons à notre sujet.

Je pourrais bien, moi aussi, orner ma galerie de revenants
de plus d'une figure de ma connaissance. Mais à quoi bon
ajouter de nouveaux faits, peu propres, il faut le reconnaître,
à piquer l'intérêt, après ceux que je viens de rapporter dans le
style à la fois si naïf et pittoresque du bon chirurgien Lavallois?
En terminant, toutefois, je ne puis résister au désir de mettre
en scène un dernier personnage, qui me permettra de consacrer
un dernier trait de stylet à un point important de pratique. Le
revenant en question fut, par moi, extrait des limbes mater-
nels, où un cruel destin semblait l'avoir fatalement condamné
à périr, au moment même où il allait lui être donné de voir la
douce lumière du jour !

Treizième Revenant. Le 24 février 1863, je fus appelé par mon
excellent confrère, et ami le Dr Garnier, que j'ai eu le regret
de voir quitter ma localité, pour l'assister dans un accouche-
ment où, me marquait-il, il y avait péril de mort pour la mère
et pour son fruit.

A mon arrivé auprès de la patiente, je m'aperçus, au premier
coup-d'œil, que les appréhensions de mon digne confrère n'é-
taient que trop fondées. Je trouvai, en effet, dans Mme Gauthier,
une femme de la stature d'une enfant de treize à quatorze ans.
La tête était fixe au détroit supérieur, depuis une vingtaine
d'heures, nonobstant de fortes et incessantes douleurs. La vulve
était si peu ouverte, qu'elle permettait à peine le passage de
deux doigts. Une application du forceps avait été essayée, mais
sans qu'il eût été même possible, en raison de cette étroitesse
extrême, de faire pénétrer seulement la première cuillier de
l'instrument.

L'auscultation, permettait de percevoir les bruits fœtaux, et
décélait une position occipito-iliaque gauche.

Dans cette position critique, le salut de l'enfant paraissait
plus que problématique, et mon confrère était bien convaincu

---

(1) **Voyage de Basse-Bretagne**, p. 745.

que son sacrifice, seul, pouvait assurer l'existence de la mère.

Mais, comme j'étais déjà sorti, plus d'une fois, avec bonheur de pareilles impasses, je résolus de tenter au moins quelques efforts pour sauver une double vie. Je m'armai de mon léniceps, instrument avec lequel, je ne crains pas de le dire, on arrive à opérer de véritables prodiges, et je me mis à l'œuvre.

J'appliquai, comme toujours, ma première cuiller du côté gauche du bassin, la conduisant avec précaution sur la face palmaire du seul index droit. Ce premier temps, assez délicat déjà, une fois opéré, restait le second qui, avec tout autre instrument, eût été véritablement inexécutable. La grande habitude, toutefois, qui m'en a rendu l'usage si familier, me permit d'introduire la seconde branche aussi heureusement que la première bien qu'avec un peu plus de peine : mais les deux cuillers n'étaient points placées symétriquement; il en résultait que les deux manches du léniceps, au lieu de se trouver parallèles, affectaient la perpendiculaire. L'articulation, partant, était rendue par là absolument impossible. Avec tout autre forceps, il n'y avait plus qu'une chose à faire : retirer l'instrument, et tenter de le réappliquer d'une façon plus convenable, si toutefois la chose était faisable, ce qui, dans l'espèce, était plus que douteux.

Or, un des plus grands avantages de l'instrument de M. Mattei, c'est de pouvoir être utilisé, alors même que l'articulation n'a pas été possible. C'est tellement vrai que, avec lui, j'ai l'habitude d'opérer mes tractions, sans même me préoccuper de la position respective des deux manches.

Ainsi, fus-je, dans le présent cas, forcé de faire: *propter nécessitatem.*

Je saisis à pleines mains les deux manches, que je rassemblai de mon mieux, et opérai quelques tractions ménagées. L'instrument tenait solidement, mais la tête paraissait inébranlable. Je redoublai d'efforts, et je m'aperçus bientôt avec joie, que j'avais obtenu un engagement de quelques millimètres. Je suais à grosses gouttes; mes bras et mes mains étaient couverts de sang. Je priai mon excellent confrère de prendre mon mouchoir dans ma poche, et d'essuyer la sueur qui inondait mon visage et qui, à la lettre m'aveuglait. Il eût l'extrême bonté de me rendre, par trois fois, ce petit service, durant le cours de l'une des opérations les plus laborieuses que j'aie faites de ma vie.

Cependant, nonobstant de fabuleux efforts, d'autant plus pénibles qu'ils devaient être opérés sans faire un dangereux appel à la force brutale, la tête avançait lentement. Il y avait réellement à désespérer du salut de l'enfant. Mais la frêle créature qui avait eu le malheur de le concevoir, supportait la souffrance avec un courage héroïque ; elle ne cessait de me supplier de tout faire pour sauver son fruit. Soutenu par une ténacité toute Bretonne, je persistai dans mon œuvre de salut. A la suite d'une traction énergique, j'entendis un bruit caractéristique que, bien souvent déjà, j'ai perçu. Je m'écriai, plein de joie : « voilà que la tête vient de franchir le détroit. » En effet, elle était descendue dans l'excavation.

Le reste était beaucoup moins difficile. Il n'y avait plus qu'à faire franchir à la tête, les parties molles. Mais il y avait encore là un écueil à éviter. La vulve, je l'ai déjà dit, était d'une extrême étroitesse. Il y avait tout lieu de penser qu'un défaut de proportion si prononcé ne saurait manquer de produire des désordres plus ou moins sérieux du côté du périnée. Ce fut, en effet ,ce qui arriva, quelles qu'aient pu être mes précautions, pour en éviter la déchirure. A la sortie de la tête, le plancher périnéal fut rompu jusqu'au sphincter anal, exclusivement. C'était là un petit malheur qu'on voit d'ailleurs parfois survenir à la suite des accouchements les plus physiologiques, mais j'eus l'indicible satisfaction de donner le jour à un enfant vivant.

Une cuiller du léniceps avait été appliquée sur la tempe gauche ; la seconde sur l'œil du même côté. Je fis constater à mon excellent confrère, qui, je n'ai pas besoin de le dire, dans cette pénible épreuve, n'avait cessé de me prêter l'assistance la plus intelligente, les traces fort légères, du reste, imprimées par les cuillers, et n'eus pas de peine à lui faire comprendre qu'avec un forceps ordinaire, l'extraction d'un enfant vivant eût été absolument impossible.

Il s'agissait, notons-le en passant, d'un enclavement bi-pariétal. Il m'avait fallu trois quarts d'heure des plus pénibles efforts, pour mener à bien ce véritable sauvetage, qui prouve assez ce que, dans ces critiques conjonctures, peuvent quelquefois

Patience et longueur de temps.

Pour en revenir à la mère, nous pratiquâmes, séance tenante, un point de suture au périnée, et tout fut dit. Les suites des couches ont été des plus heureuses, et, chose qui d'ailleurs est d'observation journalière, cette parturition, si laborieuse, n'a pas été le point du départ du plus léger des accidents.

Puisse l'histoire de ces treize revenants inspirer quelqu'intérêt à mes lecteurs et produire, dans leur esprit, l'impression que j'ai désiré y imprimer. J'ai eu, en effet, ainsi que je l'ai déjà dit plus haut, en relatant les faits qui précèdent, un autre but que celui d'exciter, en eux, un stérile sentiment de curiosité. J'ai désiré leur prouver, par des exemples, combien sont justes ces graves paroles du père de la médecine : *Experientia fallax, judi-*

cium difficile. J'ai voulu leur montrer la nécessité de la persévérance (*tenax propositi*) *ad extremum*. Il ne faut jamais désespérer de la force médicatrice de notre admirable machine. Car,
si les faits de chaque jour décèlent assez clairement la mince
étendue des connaissances humaines, ils font éclater, aussi, la
puissance sans limites du principe animateur qui régit notre
mystérieux organisme.

Ajoutant donc une proposition au fameux aphorisme d'Hip-
pocrate, nous dirons que les maladies que n'ont pu guérir ni les
médicaments, ni le feu, ni le fer, ne sont pas toujours incura-
bles ; car souvent la nature se suffit à elle seule pour les guérir :
ea aliquando natura sanat : incontestable vérité que, véritable
philosophe chrétien, l'excellent Paré, dans son pieux langage,
exprime par les paroles suivantes :

Dieu et nature font quelquefois des choses qui semblent aux
médecins et chirurgiens impossibles (1).

Dr L. HAMON.

Fresnay (Sarthe), 28 février 1864

(1) *Voyage de Flandre.* p. 758.

Paris. — Imp. Moquet, rue des Fossés-St-Jacques, 11.